TRAITÉ

SUR

L'HYDROPHOBIE

OU

RAGE

MOYEN DE PRÉVENIR ET DE GUÉRIR CETTE MALADIE

PAR

BUISSON

DOCTEUR EN MÉDECINE DE LA FACULTÉ DE PARIS

PARIS

CHEZ L'AUTEUR, RUE SAINT-ANTOINE, 205

PLACE DE LA BASTILLE.

CI-DEVANT RUE DU FAUBOURG-SAINT-ANTOINE, 181

1855

A MONSEIGNEUR

LE

MINISTRE DE L'INSTRUCTION PUBLIQUE

PROTECTEUR DES SCIENCES ET DES ARTS

PARIS. — TYP. DONDEY-DUPRÉ, RUE SAINT-LOUIS, 46.

PRÉFACE

En 1826, j'ai découvert qu'on pouvait prévenir et guérir l'hydrophobie par des bains de
vapeur dits à la russe ; depuis cette époque,
j'ai soigné et guéri plusieurs hydrophobes. C'est
pourquoi je prie tous mes honorables confrères
d'essayer mon moyen.

Galilée, en parlant de la terre, disait : Cependant elle tourne!... et moi je dis, en parlant de
ma médication : Cependant elle est préventive et
curative !

On pourrait dire : Cette découverte, morte
depuis longtemps, pourquoi la ressusciter?...
Parce qu'elle est utile, inappréciable, et que la
vérité est immortelle ; elle peut sommeiller, mais
elle se réveille avec plus de force... Si mes con-
temporains refusent de la reconnaître... les gé-
nérations futures l'adopteront! (1)

(1) Je me propose de donner un moyen simple et rationnel pour
prévenir et guérir la goutte, qui diffère, autant que la maladie, de celui
que j'indique pour l'hydrophobie. Cette découverte, je l'ai faite
depuis peu ; elle n'a aucun rapport à un Mémoire que j'ai publié il y
a longtemps.

HYDROPHOBIE

En 1826, j'ai donné le moyen de prévenir et de guérir
cette maladie. Dans mon Mémoire, j'ai indiqué par la
lettre initiale de son prénom une personne que j'ai gué-
rie; aujourd'hui je vais la nommer : cette personne...
c'est moi!...

Cette affection peu connue, on pensait qu'on pouvait
devenir hydrophobe après un laps de temps très-long.
On cite l'exemple de plusieurs individus morts hydrophobes un an et même plus après avoir été mordus.
Maintenant la cure est certaine, puisqu'il y a vingt-neuf
ans que l'accident m'est arrivé.

Je vais jeter un coup d'œil rapide sur cette maladie et
prendre pour juges tous les gens sensés. Pour prouver
que la lumière existe, il suffit de montrer un objet; pour
prouver que mon procédé est infaillible, il suffit de le
nommer.

L'hydrophobie ou rage est spontanée ou consécutive.
Elle est spontanée chez certains animaux, tels que le
chien, le loup, le renard, le chat, etc. ; en un mot, chez
tous les animaux qui ne suent pas. Elle se déclare par la
privation d'aliments liquides; la colère et la joie peuvent
la faire naître, je l'ai observé à la suite d'autres maladies,
particulièrement chez les jeunes chiens à l'époque de leur
dentition. Ces mêmes animaux ne sont point exempts de
la rage communicative, c'est-à-dire qu'un chien enragé,
en mordant un autre chien, peut lui communiquer la
maladie. Quand elle est spontanée, l'animal peut survivre ;

elle est toujours mortelle quand elle est communicative (1).

Les animaux qui suent, tels que l'homme, le cheval, etc., ne deviennent hydrophobes que par l'absorption du virus rabique.

Premier Exemple.

Appelé pour donner mes soins à une femme hydro-phobe une heure avant sa mort, après l'avoir saignée d'après ses désirs, je m'essuyai à son mouchoir plein de bave. Ayant une envie au doigt indicateur de la main gauche, je m'aperçus, mais trop tard, de mon impru-dence. Arrivé chez moi, je cautérisai la petite plaie avec le nitrate d'argent. Je me promettais de jour en jour de prendre des bains de vapeur, quand mes occupations me le permettraient. Au septième jour, je ressentis une vive douleur à la plaie ; pensant que c'était la suite de la cau-térisation, je n'y fis pas grande attention, mais la douleur devint si forte, que je fus obligé de mettre mon bras en écharpe. Elle augmentait toujours ; partant du doigt in-dicateur, suivant le nerf radial (2), elle montait à l'avant-bras. L'accès était d'environ deux ou trois minutes et

(1) Il est à propos d'observer qu'il serait inutile d'employer mon moyen sur les animaux qui ne suent pas, tels que le chien, etc.

(2) Cette sensation m'a prouvé qu'il y a dans les nerfs la circulation d'un fluide, circulation beaucoup plus lente que celle du sang. A n'en pas douter, c'est quand le virus est introduit dans les nerfs que la maladie se déclare.

Sur la peau, quand il n'y a pas de plaie, le virus n'a aucune action. J'ai vu M. le docteur Bosquillon, médecin à l'Hôtel-Dieu, ayant la fausse idée que cette maladie n'était qu'imaginaire, se laver les mains avec la bave d'un hydrophobe, sans accident.

Sur les membranes muqueuses, quand il n'y a pas d'excoriations, il n'a pas d'action. Etant enfant, j'ai mangé du pain sur lequel un chien enragé avait bavé ; je ne l'ai su qu'après et j'en ai été quitte pour la peur. Interne à l'Hôtel-Dieu, aidant M. Dupuytren, chirurgien-ma-jor, à injecter de l'eau dans la veine médiane commune d'un hy-drophobe, celui-ci me cracha à la figure involontairement ; je passai la langue sur mes lèvres, et j'avalai sa bave, sans éprouver par la suite le moindre symptôme.

l'intermission de cinq ou six minutes. A chaque accès elle s'étendait de quelques centimètres; quand elle eut dépassé le coude, c'est alors que le mal devint intolérable. Les yeux étaient extrêmement douloureux et semblaient sortir des orbites; la lumière m'affectait vivement, et par conséquent tous les corps lucides, tels que le verre, les métaux, etc. Mes cheveux me semblaient hérissés et d'une telle sensibilité, que je croyais que sans les voir j'aurais pu les compter. L'impression d'un courant d'air m'était non-seulement très-douloureuse, mais prolongeait les accès; mon corps me paraissait plus léger que l'air, je croyais qu'en m'élançant de terre j'aurais pu m'élever à une hauteur prodigieuse, et qu'en me jetant d'une croisée je n'aurais pu toucher le sol. J'avais un resserrement de la gorge; j'éprouvais des nausées continuelles; je salivais beaucoup et crachais continuellement; je sentais les glandes sublinguales engorgées, mais ayant voulu m'en assurer en regardant dans une glace, je ne pus réussir; ma vue était tellement affectée, que j'ai été forcé d'y renoncer. J'avais une envie continuelle de courir et de mordre, et je me sentais soulagé en me promenant vite dans ma chambre, mordant mon mouchoir. J'avais horreur de l'eau, cela tenait à sa lucidité; en fermant les yeux je buvais, mais avec difficulté.

Depuis quelque temps, j'avais l'idée qu'un bain de vapeur pouvait prévenir la rage, mais non la guérir. Ne pensant qu'à la mort, je cherchais la plus prompte et la moins douloureuse. Propriétaire d'un établissement de bains, et résolu de mourir dans un bain de vapeur (dit à la russe), je prends le thermomètre de Réaumur à la main, de crainte qu'on ne me refuse de la chaleur... et à 42 degrés je fus guéri!... (1) J'avoue que je ne croyais pas à une guérison qui tenait du prodige; je crus n'éprouver qu'une plus longue intermission que le contact de l'air extérieur

(1) Je pressais mon bras de haut en bas jusqu'au doigt indicateur, pour faire sortir le virus, tout le temps que j'étais dans le bain.

ferait cesser. Comme la salle de bains m'appartenait et
que je pouvais y entrer à volonté, j'en sors, je dîne et
bois avec facilité, me couche et dors bien. Depuis ce mo-
ment je n'ai jamais rien senti.

Deuxième Exemple.

Mon domestique avait son chien malade; il consulte
un vétérinaire qui lui conseille de lui donner une poudre.
Pour la lui faire prendre, il tenait la gueule de son chien
ouverte, tandis que sa femme introduisait avec la main le
médicament jusqu'au fond du gosier. L'animal se débat;
la porte étant fermée, il saute par la croisée, de la hauteur
d'un premier, sans se faire de mal, se sauve, et on ne l'a
plus revu. L'homme et la femme avaient de légères égratignures aux mains, occasionnées par les dents du chien.

Environ quinze ou dix-huit jours après (1), cet homme,
étant à côté de moi dans mon cabriolet, salivait continuellement; ses yeux étaient vifs, il paraissait inquiet; il
me demande la permission de prendre un bain de vapeur
(il connaissait ma découverte). De suite je rentre chez
moi, lui administre moi-même le bain à 45 degrés; la
guérison a été instantanée. De crainte de l'affecter, je l'ai
soigné, sans parler d'hydrophobie, même aux employés de
mon établissement. Sa femme n'a pas attendu la maladie,
elle a pris quelques bains de vapeur et n'a rien ressenti.

Troisième Exemple.

Un homme âgé de trente-deux ans, boutiquier, perd
un petit chien roquet; quinze jours après il le rencontre
à la Halle. L'animal, qui ordinairement pouvait sauter à
peine à la hauteur de sa main, sautait de joie jusqu'à
deux pieds au-dessus de sa tête. Les passants faisaient

---

(1) J'ai remarqué qu'il n'y a pas de terme fixe pour que la maladie se déclare; le virus peut rester plus ou moins longtemps sous
l'épiderme sans être absorbé. J'ai vu, à l'Hôtel-Dieu de Lyon, un
jeune homme mourir hydrophobe, quarante jours après avoir été
mordu à la jambe par une louve enragée.

cercle pour voir ce phénomène!... Il le saisit, non sans
peine, le porte chez lui et le renferme dans sa chambre;
mais comme pour sortir il cassait tout, il le met dans un
hangar dallé et fermé par une porte en chêne très-épaisse.
Pour sortir, il ronge le bas de la porte, et il serait par-
venu à se sauvér si on ne l'eût pas tué.

Les voisins, inquiets pour cet homme, l'engagèrent
beaucoup à consulter. Quand il vint chez moi, il avait la
figure et les mains couvertes d'égratignures que son chien
lui avait faites avec ses dents, en sautant à sa figure pour le
caresser. Comme je le voyais très-soucieux, je commence
par lui faire croire que son chien n'était point enragé,
mais que par prudence je lui conseillais sept bains de vapeur en sept jours, et dans chaque bain boire deux litres
d'une infusion chaude de bourrache. Il l'a fait et a continué de se bien porter.

Quatrième Exemple.

En 1854, une demoiselle de comptoir, âgée de vingt
ans, avait un gros chien, qu'elle tenait habituellement à
l'attache. L'ayant détaché un jour par extraordinaire,
dans ses caresses il lui mordit légèrement la lèvre supé-
rieure. Au bout d'environ quinze jours, tout à coup elle
sentit une anxiété indéfinissable, un pressentiment de
mort qu'elle ne pouvait expliquer, attendu que son chien
se portait bien et qu'elle était sûre qu'il n'avait pas été
mordue par d'autres : perte d'appétit, ayant horreur de
l'eau, se jetant dans les bras de sa mère en lui faisant ses
adieux. A mon arrivée, je la trouvai inquiète, une parole
brève, le pouls petit, dur et vif, les yeux brillants et
fixes. Je lui persuadai que son chien n'était point malade,
qu'elle ne courait aucun danger. Elle me répondit que ce
raisonnement elle se l'était fait, mais que cela m'empê-
chait pas qu'elle allait mourir. Alors je vis que la maladie
était commençante et réelle. Je lui ai fait prendre sept
bains de vapeur; mais, dès le premier, tous les symptômes

disparurent, et son chien n'a pas éprouvé la moindre indisposition (1).

Cinquième Exemple.

Voici l'exemple d'une hydrophobie nerveuse, occasionnée par la peur.

Un habitant de la campagne, mordu par un chien enragé, vint me consulter. Après avoir employé mon moyen, deux jours après on me dit que l'hydrophobie était déclarée. Certain que le moral seul était affecté, je me rendis de suite auprès du malade. Son aspect était celui d'un hydrophobe; il faisait plus, il hurlait, voulait fuir sa maison, disant qu'il ne voulait plus travailler, qu'il voulait tout boire et tout manger, puisqu'il devait mourir. Pour guérir son moral, je lui dis : « Vous ne me ferez pas croire l'impossible : 1° la rage ne se déclare pas en deux jours; 2° les enragés ne boivent ni ne mangent. Vous ne voulez plus travailler; que diront vos voisins? que vous êtes un paresseux. » Ce raisonnement lui fit beaucoup d'impression. Il se remit à son travail, et tous les symptômes disparurent.

J'appris qu'après son traitement on lui avait parlé continuellement de rage. Cela prouve qu'en soignant ces malades il ne faut point leur parler de cette maladie, et que si on les soigne ce n'est que par prudence.

Je vais maintenant citer plusieurs faits à l'appui de ma découverte.

Vaccinez un enfant et faites-lui prendre un bain de vapeur, la vaccine ne prendra pas.

(1) J'ai lu l'exemple d'un jeune homme qui avait une plaie ordinaire. Pour la guérir, il la faisait lécher par son chien. Il est mort hydrophobe, et l'animal a continué de se bien porter.

On guérit la piqûre de la tarentule par la danse : la sueur que procure cet exercice occasionne la guérison.

En Amérique, un jeune homme, étant à la chasse, fut mordu par un serpent à sonnettes. Voulant mourir au sein de sa famille, il courut tout un jour pour gagner son domicile. Arrivé, il se couche, sue beaucoup, et la plaie faite par le serpent guérit comme une plaie simple.

A Constantinople, un médecin paria de s'inoculer la peste dans un bain de vapeur ; il le fit, et il n'y eut point d'absorption.

En France, près de Lyon, un homme hydrophobe fut mis par ses voisins entre plusieurs matelas pour l'étouffer. Croyant qu'il était mort, on se retire, ayant soin de fermer la porte. Quelques instants après, on aperçoit l'homme à sa croisée, priant qu'on lui ouvre la porte, disant qu'il n'était plus enragé. Alors ses voisins, parmi lesquels il avait des parents et des amis, délibèrent si par prudence on ne devait pas lui tirer un coup de fusil. Voyant leur hésitation, il leur dit : « Mes amis, pour vous prouver que je ne suis plus enragé, donnez-moi à boire et à manger. » Et c'est après avoir bu et mangé qu'on lui ouvrit la porte.

A Londres, un jeune homme, nouvellement marié, devint hydrophobe. Ses amis le placèrent entre deux lits de plume pour l'étouffer. Son épouse, que ses parents retenaient dans une pièce voisine, n'entendant plus crier son mari, eut un pressentiment sinistre ; elle s'arrache de leurs bras, vole à son secours, le découvre, et le trouve mort!... Dans son désespoir, elle eut la présence d'esprit d'ouvrir la croisée, et l'air lui rendit la vie : le malade avait sué si abondamment que la sueur ruisselait sur le parquet... et il fut guéri.

Un parent du célèbre Grétry fut mordu par un chien enragé, ainsi que plusieurs personnes qui moururent hydrophobes. Sentant les premiers accès, et voulant, dit-il, mourir gaiement, il fit venir des musiciens et plusieurs de ses amis, dansa nuit et jour, et guérit.

Certains empiriques, dans les campagnes, préviennent l'hydrophobie; leur moyen principal c'est la course, par conséquent les sueurs.

On guérit la syphilis par des sudorifiques; dans les pays chauds, la maladie se guérit sans traitement.

Le général Juchereau, secrétaire de l'Académie de l'industrie, m'a confirmé avoir entendu dire qu'à Naples on guérissait anciennement les personnes mordues par des serpents ou par des animaux enragés en les plaçant dans une espèce de four, qu'on faisait chauffer fortement; mais, comme il arrivait quelquefois qu'on les retirait mortes, on avait abandonné ce moyen.

Ce traitement est le mien, avec la différence qu'on peut dans un bain de vapeur, donner la chaleur à volonté, d'après la force du tempérament.

RÉSUMÉ.

Si quelques-uns de mes honorables confrères doutaient de ce que j'avance, au lieu de discuter, qu'ils essayent ma médication (1). Les discussions scolastiques ne font qu'embrouiller la science.

La simplicité est la bonté de mon procédé, un bain de vapeur prévient l'hydrophobie, un bain de vapeur guérit l'hydrophobie. Ce qui doit faire passer ma conviction chez toutes les personnes judicieuses, c'est que j'offre de m'inoculer la maladie, et que le raisonnement vient à l'appui de mon moyen.

Demandant un jour au célèbre Dupuytren ce qu'il en pensait, il me dit que si mon traitement ne réussissait pas, aucun ne réussirait, attendu qu'il était très-rationnel, et que s'il était mordu par un animal enragé, il ne balancerait pas à l'employer.

(1) Il est étonnant que, parmi les moyens préventifs que M. le préfet de police fait afficher tous les ans, on ne cite jamais mon procédé; le blâme doit retomber sur le Conseil de salubrité. D'après cela on voit qu'une découverte, même inappréciable, a besoin de protection pour être mise en usage.

Jusqu'à ce jour on ne connaissait aucun moyen de guérir cette terrible maladie; on n'était pas même sûr de la prévenir. Exemple : un homme, après avoir lutté contre un animal enragé, se présente à un médecin, qui cautérise les plaies ; mais si une simple égratignure échappe à ses recherches, le patient devient hydrophobe, et ce sont les plus petites plaies qui sont les plus dangereuses. Dans les autres, l'écoulement de sang entraîne le virus. Quelquefois on ne cautérise pas assez profondément, et d'autres fois on cautérise trop profondément, et on peut en mourir, c'est ce qui est arrivé à une infirmière de l'Hôtel-Dieu.

Mon procédé n'exige pas de connaître le nombre ni la profondeur des blessures; et, attendu qu'il n'est point douloureux, qu'il n'empêche pas de vaquer à ses affaires, on peut l'employer, lors même qu'on douterait si l'animal est enragé.

TRAITEMENT.

Un bain de vapeur peut suffire pour prévenir l'hydrophobie; néanmoins, pour plus de sûreté, j'en fais prendre sept de 42 à 48 degrés thermomètre Réaumur, selon la constitution des personnes et leur facilité à suer (avoir le soin, dans le bain, de bien presser la plaie pour faciliter l'expulsion du virus rabique) ; je fais coucher le malade entre deux lits de plume, et le jour je lui fais boire trois ou quatre litres d'une infusion de bourrache chaude. Je prescris beaucoup d'exercice du corps, et le laisse libre pour sa nourriture. Je défends surtout de parler de l'accident, de crainte d'affecter son moral.

La maladie déclarée, je ne fais prendre qu'un seul bain, et y laisse le malade jusqu'à sa guérison, ayant le soin de donner de la chaleur graduellement. L'hydrophobie peut durer trois jours. L'expérience m'a prouvé que la guérison est sûre le premier jour ; le deuxième elle est incertaine, et le troisième impossible, par la difficulté et le danger qu'on courrait pour introduire et maintenir l'hydrophobe dans le bain. D'ailleurs, qui attendra le dernier

jour! Connaissant mon moyen, on n'attendra pas même
la maladie, on la préviendra toujours.

L'hydrophobie ne se déclare jamais avant le septième
jour, on peut donc faire un long voyage pour se procurer
des bains de vapeur dits à la russe.

Un savant philantrope m'a écrit la lettre suivante, que
je ne puis m'empêcher de citer.

AU DOCTEUR BUISSON.

« Pardon, savant docteur, mais j'ai lu quelque part,
» En certain vieux bouquin du bon temps de la hart,
» Quand les arts au berceau sentaient la barbarie,
» Un fait bien singulier en fait d'hydrophobie.
» Dans ce temps, en dépit d'Hippocrate et Galien,
» On traitait, tu le sais, l'enragé comme un chien.
» Or, il advint un jour qu'un quidam pris de rage,
» Entre deux matelas, luttant avec courage,
» Au lieu de trépasser, redevint comme avant,
» Quand les doctes pensaient qu'il n'était plus vivant,
» Et prenaient une prise en signe de victoire.
» Dire pourquoi, comment, si ce fait est notoire,
» Je n'en sais rien, vraiment; je l'ai lu, voilà tout,
» Et j'en trouvais la suite assez drôle à mon goût.
» Car on dit avoir vu le damné d'hydrophobe,
» Secouer ses liens et sa pesante robe,
» Se lever sur ses pieds et causer des frayeurs
» Au cercle discourant de ses exécuteurs;
» Puis leur parler ainsi, s'essuyant le visage :
» Messieurs, ne tremblez point, n'ayez point de terreur;
» Vous avez trouvé juste un remède à la rage ;
» Je vous laisse chercher un remède à la peur. »

Nota. En 1826, ayant fait hommage de mon Mémoire à la Chambre des Dé-
putés, sous la présidence de M. Ravez, la Chambre, à l'unanimité, en a or-
donné le dépôt dans sa bibliothèque, a voté des remerciments à l'auteur, et
l'insertion de son nom dans le procès-verbal.

FIN.

Paris. Typ. de Mme Ve Dondey-Dupré, rue Saint-Louis, 46.